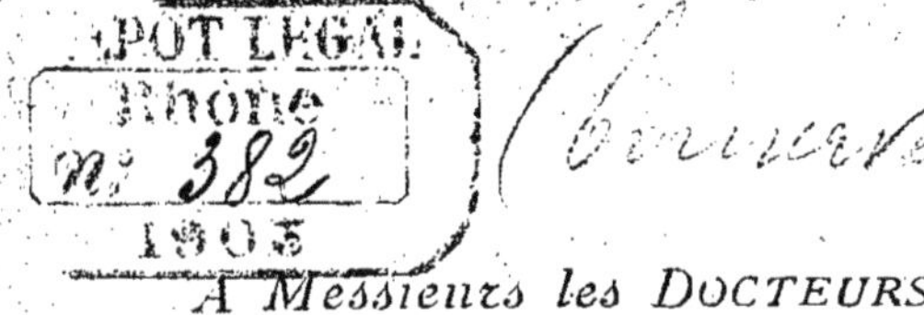

A Messieurs les Docteurs

TRAITEMENT
DE LA
TUBERCULOSE
ET
SA GUÉRISON

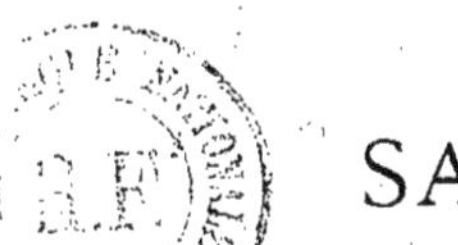

PAR LA

Méthode FRANCISQUE CRÔTTE

A LYON

INSTITUT MÉDICAL CRÔTTE
7, Quai des Brotteaux, 7
(Ancien Lycée de Filles)

TÉLÉPHONE 28-93

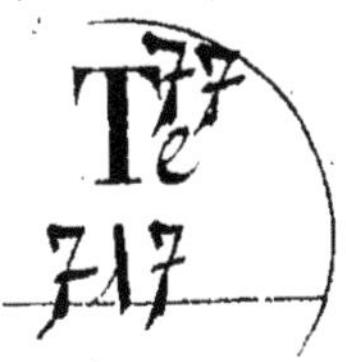

La Méthode Crôtte n'est appliquée, à Lyon, que par l'**INSTITUT MÉDICAL** du quai des Brotteaux, n° 7 (ancien Lycée de jeunes filles).

Un service est organisé pour le transport des appareils nécessaires à l'application de la Méthode Crôtte à domicile.

GUÉRISON

DE LA

TUBERCULOSE

PAR LA

Méthode Francisque Crôtte

La tuberculose est le plus grand fléau de l'humanité. Plus que la peste, plus que le choléra et la fièvre jaune, plus que la guerre même, elle exerce ses ravages, qui se chiffrent, dans toutes nos grandes villes, par le tiers de la mortalité totale.

Le remède contre ce terrible mal est trouvé, et la preuve de la guérison est faite par les milliers de malades soignés et guéris aux Instituts « Francisque Crôtte », de Paris, New-York, Nice, Grenoble, Bruxelles, Liège, etc. Elle est faite en Europe et en Amérique, par des professeurs de plusieurs Facultés qui, pendant des mois, ont suivi des milliers de malades tuberculeux atteints à tous les degrés. Ces docteurs ont appliqué eux-mêmes, dans les deux mondes, avec le concours de Francisque Crôtte, dans ses cliniques et instituts, le traitement tout scientifique avec les observations cliniques.

Une première analyse bactériologique constatait la présence du bacille de Koch, puis, après quelque temps de traitement, une nouvelle analyse constatait sa disparition, c'est-à-dire l'absence de symptômes de la tuberculose et sa guérison complète.

Ne voulant pas ici faire un prospectus, nous ne donnerons que les rapports des docteurs et professeurs autorisés devant lesquels il faut s'incliner.

Les médecins qui dirigent les Instituts Crôtte sont encore plus affirmatifs en leurs déclarations.

Le mode de traitement de la méthode « Francisque Crôtte » a reçu la consécration de plusieurs Congrès médicaux, ainsi que l'atteste la *Gazette Médicale de Paris* dans ses numéros des 7 septembre et 22 novembre 1900.

Il est donc indiscutablement établi aujourd'hui que les malheureux que la Faculté abandonne et condamne ont maintenant, eux aussi, à Lyon, la facilité d'échapper à l'effroyable maladie qui, jusqu'ici, avait victorieusement défié tous les efforts de la médecine rationnelle.

Les attestations de gratitude des malades guéris sont trop nombreuses pour les citer. Nous n'en signalerons que quelques-unes prises au hasard.

M. Adam, négociant à Paris, 3, rue du Bouloi,

tuberculeux depuis dix années, avait été condamné successivement par six médecins connus, et même refusé à l'hôpital des tuberculeux d'Angicourt. Au bout de trois mois de traitement, tous les symptômes de la tuberculose avaient disparu et les analyses faites au laboratoire municipal de la ville de Paris constataient l'absence du bacille de Koch. Aujourd'hui, il a repris ses occupations et proclame avec enthousiasme les résultats de sa guérison.

D'ailleurs, ce n'est pas seulement à la cure de la tuberculose que peut s'appliquer la méthode du transport des médicaments à travers les tissus et, de ce fait, c'est toute une nouvelle thérapeutique qui naît par la transfusion des médicaments par l'électricité statique à haute tension.

Presque tous les médicaments, en effet, peuvent être véhiculés par cette méthode à travers les tissus jusqu'au siège du mal, et déjà des tumeurs, des affections nerveuses et rhumatismales invétérées ont été guéries par ce moyen.

Un malade, aveugle depuis seize ans, en particulier, atteint d'atrophie papillaire double, d'après le certificat délivré par le Dr Fieuzal, des Quinze-Vingts, a recouvré complètement la vue à la suite de transfusion des médicaments appropriés. Trois cas semblables ont été également guéris à Paris.

Nous pouvons également citer des cas de guérison de diverses maladies nerveuses par l'application de la méthode Crôtte. La plus répandue, la *neurasthénie* est certainement une de celles où l'électricité statique doit être appliquée comme traitement de choix. Sous son influence, les maux de tête, la sensibilité douloureuse du cuir chevelu, la privation de sommeil, l'abolissement de la volonté, de la mémoire et de l'attention, l'affaiblissement du système musculaire, les troubles gastro-intestinaux, depuis la perte d'appétit ou la dyspepsie d'intensité ordinaire jusqu'aux états cachectiques pouvant faire croire au cancer de l'estomac ou de l'intestin, en résumé, tous les symptômes si variés de la neurasthénie s'atténuent et disparaissent progressivement. Suivant les indications, l'électricité statique ou faradique est appliquée seule comme moyen curatif, ou bien est employée pour transfuser des médicaments appropriés, d'après la méthode Crôtte.

Parmi les autres maladies nerveuses curables par l'électrothérapie, nous pouvons encore citer les *tremblements,* la *chorée* ou danse de Saint-Guy, les *paralysies diverses,* soit périphériques, soit d'origine cérébrale, l'*hystérie,* le *goître exophtalmique,* etc.

Il y a encore une diathèse dans laquelle l'électricité est éminemment indiquée : nous voulons parler de l'*arthritisme.* A ce sujet, le Docteur

Vigouroux, directeur de l'Institut municipal d'Electrothérapie de la Salpêtrière, s'exprime en ces termes :

On devra traiter ainsi la *goutte*, le *rhumatisme chronique*, le *diabète*, l'*obésité*, en un mot, toutes les maladies générales qu'on sait relever de l'arthritisme et toutes les affections auxquelles l'examen urologique permet d'assigner la même nature. C'est dire le nombre considérable de cas où l'électricité est appelée à constituer le moyen principal de traitement. Si, à ce moyen, on ajoute un régime alimentaire et quelques prescriptions hygiéniques en rapport avec les conditions de la nutrition, on a une formule de traitement général qui trouve son application dans plus de la moitié des cas de la pratique.

Dans ces maladies, l'électricité agit en modifiant la nutrition générale et en activant les oxydations ; chez les diabétiques, par exemple, on constate une diminution dans la production du sucre et l'on peut, dans certains cas, permettre au malade affaibli une alimentation normale sans voir augmenter la proportion de sucre, ce qui l'aide à reprendre facilement et promptement ses forces perdues.

Dans le rhumatisme chronique, les courants électriques doivent être placés au premier rang comme moyen de faire disparaître le gonflement et la douleur. Les observations à citer sont nombreuses et la proportion des guérisons très élevée.

La méthode Crôtte trouve encore son application dans une certaine catégorie de maladies de peau, surtout celles qui sont considérées comme dépendant du système nerveux, telles que le *zona*, certains *eczémas*, l'*acnée rosée*, les *erythêmes*, etc.

Nous signalerons enfin, pour terminer, les avantages que l'on peut retirer du traitement électrique seul ou associé au massage dans certains troubles survenus à la suite de traumatismes : ainsi, il fait disparaître le gonflement périarticulaire de l'entorse ; on l'utilise de même avec succès à la suite de l'immobilisation prolongée d'un membre pendant la consolidation d'une fracture : il supprime alors la tendance à l'ankylose, rend aux muscles atrophiés leur vitalité et aux muscles affaiblis leur vigueur et leur activité disparues.

La Méthode Francisque Crôtte aux Congrès

CONGRÈS INTERNATIONAL DE MÉDECINE

PARIS 1900

Voici comment s'exprimait, à ce Congrès, le Dr Labadie, délégué à la fois de la Société Médico-légale de New-York et du Congrès contre la tuberculose qui avait siégé dans cette ville en 1900.

On a proposé bien des traitements contre la tuberculose et tout ce que la science possède et a pu avoir à sa disposition pour arrêter et guérir cette terrible maladie n'a pas fait avancer la question d'un pas. Le traitement de Francisque Crôtte, que je recommande aujourd'hui après en avoir suivi les effets sur un certain nombre de malades, ouvre positivement une nouvelle voie thérapeutique. Il est supérieur à tous les autres traitements connus et employés jusqu'à ce jour, dont il totalise les bons effets sans en présenter les inconvénients. Son caractère est, du reste, absolument scientifique. Il est basé sur la transfusion ou le transport des médicaments et des antiseptiques à travers la peau ou les os au siège même du mal par l'électricité statique à haute et à moyenne tension. Ce transport est opéré par une puissante machine statique dont les effluves et les étincelles passent à travers le corps du malade sans le moindre danger et sans douleur, entraînant avec elles les antiseptiques, tels que le formol, l'iode naissant, etc., qui sont les antiseptiques principaux employés dans ce traitement. La métallothérapie vient aussi apporter son contingent médical : l'or, l'argent, le fer, l'antimoine, le cuivre électrolytique, etc, sont pareillement transportés.

Cette façon d'appliquer des remèdes, de transporter les antiseptiques à travers le corps des malades est la partie la plus importante de la méthode, puisqu'il n'est plus besoin de se servir de l'estomac pour ingérer, digérer et faire assimiler les médicaments.

L'estomac, si précieux pour la nutrition, reste libre et n'est plus détérioré par les remèdes, souvent nombreux, qu'il est obligé d'absorber dans les autres traitements, surtout quand on sait que la suralimentation est une des principales conditions requises pour la guérison de la tuberculose. C'est le formaldéhyde qui joue, comme antiseptique, le principal rôle dans ce nouveau mode de traitement. La puissance antiseptique de la vapeur formolée est connue de tous nos docteurs ; on sait que les vapeurs de formol détruisent les bacilles rapidement et en empêchent la reproduction dans les tubes de culture. Enfin, l'électricité statique vient par elle-même compléter l'œuvre du traitement en tonifiant et galvanisant l'organisme dans toutes les maladies déprimantes, et principalement dans la tuberculose, qui est la plus déprimante de toutes. Il semble que l'électricité rend à l'organisme sa provision d'énergie nerveuse perdue. On sait que c'est un agent thérapeutique employé déjà depuis longtemps en France et en Amérique.

Le traitement n'offre aucun danger et, avec un peu d'habitude, on arrive à faire supporter au malade de forts courants électriques.

Le Dr Labadie décrit ici des expériences bactériologiques qui viennent prouver d'une façon indiscutable que les médicaments sont bien transportés dans le corps, à travers la peau, par l'électricité ; il apporte ensuite vingt-cinq observations dont les moyennes sont plus élevées que celles accusées pour la France, et il poursuit :

Les résultats obtenus peuvent se répartir comme suit : sur huit cents malades traités en France, six cents ont été guéris. Les résultats sont au-dessus de toutes les espérances ; 100 pour cent pour la tuberculose au premier degré ;

75 pour cent pour la tuberculose au deuxième degré, et encore 30 pour cent au troisième degré. Nous sommes heureux de vous dire, Messieurs, que nous avons obtenu, aux Etats-Unis, une moyenne un peu plus élevée. Nos confrères d'Amérique et de France, comme nous, étaient très sceptiques au début; mais, en face de la réalité, ils se sont fait un devoir de témoigner par écrit que la méthode et le moyen de guérir la tuberculose étaient enfin trouvés.

Le Dr Bertheau, de Paris, qui a suivi pendant cinq ans le traitement antituberculeux par la méthode dont nous venons de parler, a bien voulu me communiquer le résultat de ses observations; il déclare, en toute sincérité, que son expérience, confirmée par une observation très attentive, c'est-à-dire la constatation de l'état des malades, à différents intervalles après leur guérison, lui permet d'affirmer la vérité de la nomenclature suivante recueillie sur ses registres de l'année 1897.

Sur 285 tuberculeux :

1° *Guéris :*	1er degré,	13	
	2e —	91	
	3e —	2	106 guéris
2° *Améliorés :*	1er degré,	1	
	2e —	93	
	3e —	23	117 améliorés
3° *Stationnaires :*	1er degré,	0	
	2e —	27	
	3e —	23	50 stationnaires
4° *Morts :*	1er degré,	0	
	2e —	3	
	3e —	9	12 morts

Dans les *améliorés*, le Dr Bertheau comprend les malades qui ont cessé trop tôt leur traitement, pour un motif ou un autre.

Dans les *stationnaires*, le Dr Bertheau comprend les malades partis ou ayant cessé le traitement avant d'en pouvoir apprécier les effets.

Dans la lettre où le Dr Bertheau m'envoie ses documents, il ajoute : « Malheureusement, en France, la lutte antituberculeuse n'est pas activement menée, et la plupart des sujets *suspects* ne sont pas suffisamment soustraits aux influences délétères de la misère, à une déplorable hygiène et à la désinfection microbienne.

« Aussi ne puis-je déplorer trop amèrement les paroles de commisération qu'on prodigue à ces pauvres tuberculeux, sans y ajouter l'acte, la recherche directe d'une médication efficace. J'ai le droit d'espérer que des expérimentations scientifiques sérieuses, dans les conditions hygiéniques et antiseptiques *ad hoc*, arriveraient à étayer une méthode curative que je me permets de qualifier de microbicide.

« Comme conclusion, je dirai que ce traitement a pour résultat l'atténuation rapide des symptômes de la tuberculose: diminution de la toux et des bacilles dans les crachats, cessation presque subite de la fièvre et des sueurs nocturnes et, comme conséquence, retour rapide des forces, du sommeil et de l'appétit. C'est donc une méthode curative en laquelle j'ai pleinement confiance et que je ne saurais assez recommander. »

Des communications des Drs Bertheau, de Paris, et Ducamp, de Bordeaux, concordant sur tous les points avec la précédente, nous ne retiendrons que ceci :

Ce n'est pas sans une noble ambition — c'est le Dr Ducamp qui parle — que les savants ont employé tout leur savoir, toute leur énergie à chercher le moyen de vaincre ce terrible fléau, qui a nom la tuberculose; fléau si terrible qu'à lui seul il ravage plus de vies humaines que tous les autres réunis.

Mais ces efforts, quoique encouragés par les gouvernements des différents pays du monde, ont toujours échoué devant l'impossibilité de surprendre cet insaisissable ennemi.

Le résultat prodigieux recherché est en grande partie atteint aujourd'hui, grâce à l'ingénieuse association de l'électricité à l'antiseptique le plus puissant connu jusqu'à ce jour, je veux dire l'aldéhyde formique.

Celui-ci, il est vrai, quoique jouissant de la propriété de détruire à lui seul le microbe générateur de la tuberculose, ne pouvait être utilisé à cause de sa trop forte puissance d'oxydation allant jusqu'à détruire les tissus, et comme, d'un autre côté, il n'était pas assez puissant à faible dose, il s'agissait de pouvoir lui donner un auxiliaire au moyen duquel on obtiendrait la destruction du bacille de Koch sans altération du tissu atteint par la maladie.

C'est grâce à cette découverte, aussi simple qu'ingénieuse, qu'un savant, Francisque Crôtte, a doté l'humanité de la précieuse méthode de traitement par l'électricité combinée avec divers antiseptiques et certains métaux.

Des Instituts, formés par lui depuis quelques années, tant à Paris qu'à Bordeaux et à New-York, ont démontré, par d'innombrables guérisons, la précieuse valeur de cette méthode.

A Bordeaux, où j'ai eu l'avantage de diriger moi-même le traitement depuis près de deux ans, j'ai pu me rendre un compte exact de cette méthode, qui m'a procuré des résultats vraiment inespérés, ce qui me permet de dire et d'affirmer que la tuberculose est en réalité vaincue, à la condition cependant que le malade n'attende pas le ravage complet ou la destruction entière de l'organe atteint, le traitement n'ayant pas le pouvoir de refaire des organes complètement délabrés et détruits.

*
* *

CONGRÈS CONTRE LA TUBERCULOSE

LONDRES, (juillet 1901).

La méthode Francisque Crôtte s'y présente triomphalement devant le Corps médical du monde entier. Trois nouveaux docteurs, le premier de New-York, le second de Bonn (Allemagne), et le troisième de Paris, viennent y déclarer, avec la même vigueur que leurs confrères précédents, les Drs Bertheau, Ducamp et Labadie, et avec des preuves aussi indiscutables, que le remède de la tuberculose est enfin trouvé. Il suffit de lire leurs rapports pour être convaincu. La question ne fait plus de doute. Dorénavant, si nous le voulons, nous sommes maîtres, décidément maîtres de l'impitoyable fléau qui a dévoré jusqu'ici tant d'existences humaines.

Voici les parties essentielles de ces trois rapports.

Extrait du Rapport du Dr Hatch, de New-York.

Je viens relater dans ce grand Congrès, dont la suprême ambition est de déterminer les moyens les plus propres à combattre la tuberculose, les extraordinaires résultats que plusieurs de mes confrères et moi nous avons obtenus. à New-York, depuis près de deux ans, dans notre pratique médicale, par la méthode Francisque Crôtte.

Je dis résultats extraordinaires et, vraiment, le mot n'est pas trop fort pour qualifier les succès absolument inespérés que m'a valus une méthode qu'il est surprenant de ne pas voir déjà en honneur dans le monde entier.

Du reste, quand vous connaîtrez ces résultats, quand vous aurez pu en apprécier la valeur, vous les jugerez, et je ne doute pas que votre jugement ne vienne, en tous points, confirmer le mien, et que vous ne preniez immédiatement les mesures nécessaires pour faire adopter, dans tous les hôpitaux d'Angleterre et des autres pays,la méthode Francisque Crôtte qui pourrait enrayer si rapidement les progrès de la tuberculose.

On utilise, depuis longtemps, en médecine les courants d'électricité statique, aussi bien que le formaldéhyde, mais, de même qu'il a fallu un Christophe Colomb pour montrer au monde comment on pouvait faire tenir un œuf sur un de ses bouts, de même il a fallu un Francisque Crôtte pour nous montrer comment on pouvait faire arriver aux poumons le formaldéhyde au moyen de courants d'électricité statique à haute et moyenne tension.

Depuis que Koch a découvert le bacille de la tuberculose, en 1887, les chercheurs de tous les points du globe ont essayé de trouver un agent assez puissant pour détruire le bacille sans nuire au malade.

En admettant que cet agent fut trouvé, on rencontrait une autre difficulté dans l'anatomie du tubercule autour duquel se forme, pendant son développement, un tissu conjonctif absolument imperméable aux médicaments apportés par la circulation.

Le formaldéhyde a été reconnu être un vrai bactéricide ; mais, pur, il coagule l'albumine et, par conséquent, il ne peut pas être introduit directement dans le sang, parce qu'il le coagulerait et causerait immédiatement la mort par la formation de thrombus.

Après de longs essais, Francisque Crôtte est parvenu à obtenir une préparation de formaldéhyde susceptible d'arriver aux poumons, à travers les tissus, sous forme gazeuse, au moyen de courants d'électricité statique.

Afin de prouver que le formaldéhyde atteint réellement les poumons et que les remarquables cures qu'il opère ne sont pas dues seulement à l'électricité, il a réalisé sur des animaux des expériences contrôlées par d'autres chimistes et constaté que les poumons étaient imprégnés de formaldéhyde après le traitement.

Ici, le Dr Hatch rapporte ces expériences auxquelles il joint celles faites par le Dr Wolff et les siennes propres.

Le malade est soumis chaque deux jours au traitement, et il éprouve rapidement une remarquable amélioration.

Aussitôt que l'activité du bacille est enrayée, la fièvre décroît, les sueurs nocturnes diminuent, l'appétit revient et l'action stimulante de l'électricité donne au malade une nouvelle vigueur.

Naturellement, les symptômes spéciaux exigent d'autres moyens thérapeutiques en rapport avec le traitement et l'on doit surveiller soigneusement chaque cas. Mais le grand principe de la méthode Francisque Crôtte est un et basé sur l'osmose électrique, c'est-à-dire sur la possibilité de décomposer par l'électricité les éléments actifs de certaines substances et de les transporter par le courant électrique.

Ce principe est utilisé dans l'industrie et, en Allemagne, il sert, dans une large mesure, pour préserver le bois contre le taret.

Le traitement Francisque Crôtte me paraît être la plus efficace de toutes les médications connues jusqu'à ce jour contre la tuberculose. Bien entendu, il ne peut pas l'impossible et il ne reconstitue pas plus le tissu pulmonaire perdu qu'il ne remplacerait une jambe amputée, mais il arrête l'inflammation spécifique, cela est certain. Le principe électrique de la méthode et les expériences de laboratoire le démontrent surabondamment. Les faits cliniques sont aussi probants.

Je ne relèverai que les cas que j'ai pu observer durant les

douze derniers mois; je ne choisirai pas uniquement ceux qui ont été favorables, mais je les prendrai tels qu'ils se présentent sur mes livres.

Sur 53 cas, je relève les résultats suivants :

20 guérisons complètes,
9 guérisons partielles,
11 interruptions de traitement,
7 décès,
2 refus,
4 en ce moment en traitement.
———
53

Abstraction faite de 11 malades qui ont cessé de venir avant la fin du traitement et des 2 qui ne l'ont pas suivi, nous avons, sur les 40 malades restants :

50 0/0 de guérisons complètes ;
32,5 0/0 de guérisons partielles ou d'améliorations ;
17,5 0/0 de décès.

Extrait du Rapport du Dr Geisse, de Bonn.

Je n'ai pas l'intention de lire de longues observations cliniques, mais je vais analyser en peu de mots les résultats favorables à la méthode Francisque Crôtte sur les principaux symptômes de la maladie.

D'abord le système nerveux est favorablement influencé d'une manière surprenante : mélancolie, dépression, douleurs fictives et réelles disparaissent d'un seul coup, le malade reprend un nouveau courage pour la vie, les yeux ont un nouvel éclat, la tenue est plus droite, le malade acquiert la conviction de guérir. L'*appétit* réapparaît immédiatement, de telle façon que, souvent, après le traitement, il y a une sensation de faim irrésistible et qu'il tarde au malade de se trouver à table. Le malade peut *dormir*; sa respiration est plus libre et plus étendue; sa *circulation* augmente rapidement, son teint est plus frais, sa peau réagit mieux aux impressions extérieures. Ses *ongles* perdent leur couleur cyanotique et reprennent la couleur naturelle. Sa *fièvre* est coupée après les premiers traitements (à l'exception de la fièvre des cavernes qui est beaucoup plus tenace) et ne reparaît plus si le malade ne commet pas d'imprudence en prenant froid. La force physique augmente, les malades font de jour en jour des promenades plus prolongées, la montée des escaliers est plus facile, l'excitation de la toux diminue graduellement, même chez les malades dont le larynx est tuberculeux; le nombre des crachats diminue après avoir temporairement beaucoup augmenté à la suite de l'action dissolvante de l'étincelle électrique et de l'action intense des poumons; le nombre des bacilles diminue lentement, mais graduellement, le poids du corps augmente.

En ce qui concerne les réactions physiques du traitement, il faut constater que les « consolidations » des poumons diminuent et que ceux-ci, dans la plupart des cas, reprennent bientôt toute leur activité. Cette circonstance peut être une source d'erreurs à l'ausculation, en raison de ce que, par la disparition des parties solides, de nouveaux râles se font entendre qu'on ne pouvait percevoir auparavant. Avec la reprise de l'activité respiratoire coïncide l'allègement du cœur.

J'ai la conviction que ce court exposé suffira pour permettre d'apprécier la valeur positive du traitement de Francisque Crôtte. On le voit, il ne s'agit pas d'un des nombreux traitements qui surgissent presque journellement pour disparaître aussi vite, mais d'un traitement qui guérit réellement et qui a le plus grand avenir.

Extrait du Rapport du Dr Albert Salivas, de Paris.

Au Congrès international de Médecine tenu à Paris en août dernier, mes honorables confrères, le Dr Bertheau, de Paris, le Dr Ducamp, de Bordeaux, et le Dr F.-T. Labadie, de New-York, firent chacun en leur nom personnel une communication retentissante, où ils arrivaient tous trois à affirmer, avec une égale énergie, que le remède de la tuberculose était enfin trouvé. A l'appui de leur solennelle affirmation, ils rapportèrent des faits cliniques sur lesquels ils s'étaient formé, à ce sujet, une conviction inébranlable.

Le Dr Bertheau exposa que, pendant quatre ans, il avait, assisté de Francisque Crôtte, employé la méthode de traitement de ce chercheur aussi modeste que distingué, dans des centaines et des centaines de cas des plus graves et que, presque invariablement, le succès avait couronné ses efforts.

Le Dr Ducamp proclama à son tour que cette méthode lui avait valu deux ans de suite, des surprenantes guérisons dans une foule de cas regardés comme absolument désespérés.

Les dires si catégoriques et les attestations si précises de mes deux compatriotes furent confirmés, d'une façon éclatante, par le Dr F.-T. Labadie, délégué de la Société médico-légale de New-York qui, lui aussi, s'était servi, durant plus d'un an, de la méthode Francisque Crôtte et lui devait quantité de cures vraiment extraordinaires.

Voilà donc trois praticiens des plus sérieux, exerçant leur profession à de grandes distances, dans des régions tout à fait différentes, les deux premiers sur le vieux continent, le troisième dans le Nouveau-Monde, et dont le témoignage, rigoureusement concordant, ne laisse aucun doute sur le résultat acquis.

Ce n'est pas tout. Le fait le plus significatif, c'est que l'Assistance publique de Paris a adressé officiellement, pen-

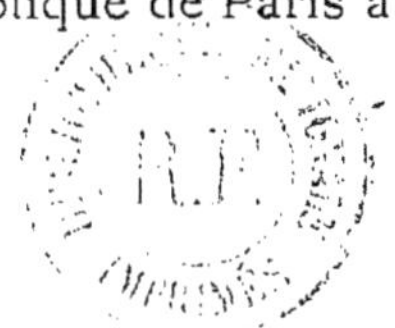

dant cinq ans, plus de trois mille malades à Francisque Crôtte, qui a prodigué à ces malades des soins absolument gratuits, tout comme il l'a fait et le fait encore en Allemagne et en Amérique.

De même, dans les huit dernières années, des malades ont été envoyés de tous les points du globe à l'auteur de la méthode, par plus de deux cents médecins dont les lettres de remerciements et de félicitations unanimes sont la preuve la plus concluante de la valeur du traitement.

Enfin, à l'heure actuelle, deux hôpitaux de Washington adoptent la méthode et les machines à transfuser de Francisque Crôtte.

Ne sont-ce pas là des faits considérables et qu'il est impossible de passer sous silence, en ce jour surtout où s'agite exclusivement la navrante question de la tuberculose ?

Comme mes confrères Bertheau, Ducamp et F.-T. Labadie, je me suis passionné pour la méthode de traitement qui leur a rendu tant de services. J'ai eu la bonne fortune de pouvoir l'étudier longuement aux cliniques de Paris. J'ai pu la comparer avec les autres méthodes et j'ai pu la juger. Eh ! bien, je le dis hautement, je le crie de toute la force de mon âme, avec la conscience que je remplis un devoir impérieux en agissant ainsi, cette méthode triomphe rapidement et sûrement de la tuberculose. Toutes les autres, vous le savez comme moi, sont à peu près illusoires, elle seule guérit. Les nombreux cas que j'ai vu traiter ou que j'ai traités en personne dans les cliniques de Paris m'ont mis à même de reconnaître sa merveilleuse efficacité et ont fixé à tout jamais ma religion sur ce point. Depuis, d'ailleurs, le Dr Leffingwell Hatch, de New-York, professeur assistant à l'Université de Pensylvanie, et le Dr W.-P. Geisse, chargé du traitement des malades des hôpitaux de Bonn (Allemagne), ont abouti aux mêmes constatations.

Ici, le Dr Albert Salivas donne la description de la méthode Francisque Crôtte.

Comme on le voit, la guérison de la tuberculose n'est plus un vain mot. Nous sommes six médecins qui disons loyalement, franchement, les magnifiques et ininterrompus succès obtenus par nous pendant plus de huit ans. Notre statistique indique 100 pour cent de guérisons au premier degré, 75 pour cent au deuxième, et encore 30 pour cent au troisième. Fort de ce que j'ai vu et de ce que je sais, et appuyé par des cœurs d'élite, j'organise même, à l'heure présente, à Paris, une clinique où les déshérités de la santé et de la fortune seront soignés gratuitement sous la surveillance de Francisque Crôtte.

Sont aussi présentement en voie d'installation des sanatoria modèles où sera pratiquée la suralimentation et où l'air des chambres des malades sera nuit et jour filtré, aseptisé par des vapeurs de formaldéhyde et saturé d'ozone pur. Pour ces sanatoria, pas n'est besoin de hautes altitudes ; un pays sain et une bonne exposition suffisent.

Dans ces conditions, ne pas nous écouter, laisser les tuberculeux mourir, par simple apathie ou par dédaigneuse indifférence pour la méthode qui peut les sauver, ne pas introduire cette méthode dans les hôpitaux et les sanatoria, ce serait en quelque sorte criminel.

Je viens donc, au nom des intérêts sacrés des malheureuses victimes du fléau que le Congrès de Londres s'est donné la noble mission de combattre, demander à ce Congrès de vouloir bien nommer une Commission chargée de propager et de vulgariser une méthode dont le passé, si court qu'il soit, n'en est pas moins déjà des plus glorieux.

*
* *

CONGRÈS INTERNATIONAL DE MÉDECINE

MADRID (23-30 avril 1903),

Il a été fait, à ce dernier Congrès, plusieurs rapports concernant la cure de la tuberculose par la transfusion des médicaments (Méthode Francisque Crôtte). Voici un extrait du rapport du docteur Salivas.

Aujourd'hui, fort d'environ deux mille observations personnelles que j'ai recueillies en dix-huit mois à l'Institut antituberculeux de la rue de Turin, à Paris ; fort des deux mille cinq cents autres observations que peuvent invoquer à leur actif, pour le même laps de temps, mes confrères de cet Institut, fort des succès dans bien des cas absolument inespérés que tous nous y avons obtenus, je viens proclamer à nouveau, dans ce Congrès, ma foi plus que jamais ardente dans la méthode Francisque Crôtte. A nouveau, je viens déclarer, *urbi et orbi*, que de tous les modes de traitement en honneur jusqu'ici pour combattre la tuberculose, celui-là seul m'a pleinement réussi et satisfait, et que seul il peut satisfaire pleinement.

De son côté, le Dr Bertheau, de l'Institut de Paris, s'exprime ainsi, après avoir rappelé le mode d'application de la méthode Francisque Crôtte :

Vous devez croire, Messieurs, que nos succès sont étayés de l'analyse des crachats ; ces analyses sont faites par l'intermédiaire de Messieurs les Docteurs-Professeurs du Laboratoire municipal de la ville de Paris, confrères Miquel, Barlerin et autres savants bactériologistes.

D'un autre côté, il faut vous dire que l'électricité statique, par ses effluves, est le véhicule des substances médicamenteuses à travers les tissus jusque dans la profondeur des organes ; les preuves en ont été faites par de nombreux chimistes, entre autres MM. Wolf et Laurent, d'Amérique, confirmées par des chimistes d'Europe qui, après avoir sacrifié des cobayes, lapins, etc., et analysé leurs viscères, ont retrouvé dans leurs organes pulmonaires, l'un ou l'autre des antiseptiques, formol, iode, etc., suivant que les sujets avaient été soumis vifs, par l'effluve électrique, à l'une ou l'autre de ces substances.

Il est bon, croyons-nous, de vous notifier le mode de consultation que nous donnons dans nos instituts, tant à Paris qu'à l'étranger. A Paris, spécialement, et cela depuis plusieurs années, environ dix ans, nous examinons les malades entre plusieurs confrères.

Commémoratifs, antécédents morbides dans la famille et les ascendants ; antécédents personnels ; examen de tous les organes, surtout respiratoires, percussion, auscultation, circulation, toux, crachats, leur nature, hémoptysies, fièvre, sueurs, système digestif, amaigrissement..., et enfin, comme élément de diagnostic et de pronostic, l'analyse des crachats faite au début et dans la marche de la maladie... . tout cela est noté dans un livre-dossier au cours de chaque consultation qui se renouvelle autant que le demande l'état des malades.

Maintenant, Messieurs, que nous croyons vous avoir édifiés sur l'idée scientifique autant qu'humanitaire de la méthode Francisque Crôtte, maintenant que nous pensons vous avoir ouvert tout grand notre atrium médical, il vous sera facile de comprendre comment nous avons pu communiquer au Congrès de médecine de Paris, ainsi que l'ont fait mes confrères à New-York ou à Londres, des statistiques aussi concluantes sur la valeur du traitement ; voilà comment, en résumant le nombre des malades soignés par nos collègues de tous pays, sur un chiffre de vingt mille tuberculeux, nous sommes arrivés à préciser le chiffre de nos guérisons :

Au 1er degré : 100 pour cent
Au 2e degré : 75 —
Au 3e degré : 35 —

Et certes, comme je le disais au Congrès de Paris, cette statistique ne peut établir d'une façon absolue le critérium de la méthode, car, en France surtout, j'estime que les sujets suspects n'ont pas suivi régulièrement le traitement, pas plus qu'ils n'ont pu, miséreux qu'ils étaient pour la plupart, éviter les causes aggravantes d'une habitation malsaine, d'un air irrespirable, déplorable hygiène morale et physique, cohabitation fréquemment exigible, nourriture défectueuse, etc..., toutes causes diminuant les chances de guérison.

En présence des résultats obtenus que nous avons vus de si près, que nous consignons loyalement, nous qui avons résolument suivi depuis dix ans une lutte acharnée contre le terrible fléau, nous vous disons hautement que nous nous réjouissons des succès constants, immuables de notre cause, et qu'il est impossible de reculer devant le combat.

Et maintenant que nous sommes nombreux dans les deux mondes, créant des instituts partout, à Paris, New-York, Chicago, Bonn, Bruxelles, Anvers, Liège, Lyon, Nice, Bordeaux, Grenoble, etc..., recrutant partout des adeptes confiants et sincères, fidèles et dévoués, nous avons le droit de soumettre aux collègues, à leur science, à leur solidarité, un devoir sacré, le soin de généraliser l'application scientifique de la méthode Crôtte ; elle a fait ses preuves : elle guérit sûrement la tuberculose.

La Méthode Francisque Crôtte devant la Presse

Nous citerons maintenant quelques fragments d'articles de journaux pour démontrer que la presse des deux mondes a consacré cette merveilleuse découverte.

Extrait d'un article du journal l'*Evénement*, numéro du 25 août 1895 :

Cette maladie terrible, la phtisie, la plus cruelle des affections morbides, dont le nom seul est une menace et une épouvante; et qui paralyse en son instinct procréateur le génie des races ; la phtisie languissante et hideuse, que la science des siècles amassés n'a pu réduire encore, serait-elle définitivement vaincue ? Si oui, — et j'y crois, — quelle pourra bien être, dans l'histoire, la place de Francisque Crôtte, ce savant modeste, dont le nom apparaît déjà en lettres d'or au Panthéon de l'humanité ?

Docteur X...

Le *Petit Journal*, dans ses numéros des 6 septembre 1900, 9 janvier et 2 février 1902, déclare que bientôt les pouvoirs publics interviendront pour faire appliquer cette belle découverte dans les hôpitaux. Il cite des cas de guérison sensationnels, tels que des gendarmes réformés et qui, mis à la retraite pour tuberculose, et condamnés sans appel, avaient trouvé la guérison par la méthode « Francique Crôtte » et s'étaient fait réintégrer dans leur grade. Il cite encore des soldats, aussi réformés, qui, par le traitement à l'Institut Crôtte, ont obtenu miraculeusement leur guérison, constatée à différentes reprises par la Commission de réforme des hôpitaux maritimes.

Après avoir rappelé que l'Assistance publique a adressé plus de 3.000 malades à Francisque Crôtte, Thomas Grimm s'exprime ainsi (numéro du 6 janvier 1902) :

Est-il besoin de dire que, dès l'ouverture de la clinique de la rue Turin, à Paris, les malades ont afflué, que les meilleurs soins leur ont été donnés et que les cas de guérison ont été nombreux ?

Je n'en voudrai d'autre preuve que la manifestation, véritablement touchante, qui a eu lieu à l'Institut de la rue de Turin à l'occasion du jour de l'an.

Les malades indigents en traitement et ceux dont la guérison est parachevée étaient accourus en foule pour remercier l'homme qui les avait arrachés au mal terrible, à la mort, proclamant ainsi, mieux que ne pourraient le faire les phrases les plus éloquentes, l'excellence de la méthode que le *Petit Journal* est heureux d'avoir pu faire connaître à ses lecteurs.

C'était, je vous l'assure, un spectacle à la fois émouvant et réconfortant que celui-là. Car il nous montrait à la fois la science triomphant de la maladie et la philanthropie tendant la main à la misère.

Je n'entrerai pas dans le détail de la cérémonie ou des médailles ont été offertes à M. Crôtte et à ses collaborateurs par ces malades traités et guéris.

Voici le discours prononcé par eux en cette occasion :

A FRANCISQUE CRÔTTE,

A notre Libérateur,

Les malades tuberculeux. Les indigents de Paris reconnaissants.

Veuillez permettre à vos pauvres et chers malades de venir vous saluer bien respectueusement à l'occasion du nouveau jour de l'année 1902.

Nous venons à vous pour vous exprimer toute notre reconnaissance pour nous avoir sauvés de la terrible maladie.

Il y a trois mois à peine, nous étions condamnés sans appel, nos docteurs nous avaient abandonnés au triste sort de tous les tuberculeux.

Le *Petit Journal* nous a fait savoir que vous aviez découvert le remède qui guérit de la tuberculose; tout confiants, nous sommes accourus par centaines vous demander la santé...

Vous nous avez accueillis les bras grands ouverts, et votre traitement nous a été appliqué avec tant de science que les résultats ont tenu du prodige.

Les condamnés d'hier sont devant vous, les libérés d'aujourd'hui, ils vous crient de toute la force de leur âme :

Vive Francisque Crôtte!
Vive notre Libérateur!!

Si notre bourse est trop légère pour payer tant de bienfaits, notre cœur est grand, permettez-nous de vous l'offrir, il représente une partie du peuple de Paris. Il est le plus beau cadeau qui puisse être offert à vos nobles sentiments, le seul qui soit digne de vous.

Nous faisons des vœux pour que votre belle découverte

soit acclamée et appliquée dans les hôpitaux du monde entier.

Nous souhaitons surtout que les jaloux et les détracteurs soient confondus.

Enfin, notre vœu le plus cher est de voir votre grande découverte triompher et votre nom écrit en lettres d'or au Panthéon de l'humanité.

Nous ne vous quitterons pas sans remercier avec effusion vos chers docteurs collaborateurs, M. le Dr Salivas, M le Dr Bertheau qui ont, eux aussi, tout le mérite d'appliquer avec tant de succès votre précieuse méthode.

Extrait d'un article du journal belge, Le Médecin, *numéro du 9 mars 1902.*

Et ce n'est pas, je l'assure, une vaine affirmation que je lance, une affirmation cynique et creuse, comme celle faite par les bactériologues fauteurs de tuberculose, qui prétendent guérir le mal au moyen de leurs sérums, alors que, grâce à leurs sérums, ils le sèment et le répandent; ce n'est pas une affirmation que corroborent les seuls journaux rétribués, les ignorants ou les sectaires et la bande des intéressés connue pour les histoires de Pasteur, histoires de rage et de croup. Ce sont les malades eux-mêmes, la foule des ressuscités qui la proclame et qui la crie, leur guérison. J'ai vu, de mes yeux vu, à l'institut Crôtte, de ces phtisiques non douteux, avec des sommets indurés, des foyers de ramollissement, la fièvre intense, se relever et se guérir, et j'ai là, devant moi, toute une série d'observations signées de savants confrères dont je connais la scrupuleuse honnêteté : Salivas, Bertheau, Barlerin, affirmant des choses semblables.

Signé : Dr Boucher, de Saint-Servan.

Le journal, L'Etoile Belge, *dans son numéro du 11 mai 1902, après avoir signalé 24 cures, s'exprime ainsi :*

Rappelons que la méthode Francisque Crôtte est basée sur la transfusion à travers les tissus, sous l'action des effluves électriques, de substances énergiquement microbicides. Elle peut aller atteindre le mal dans sa racine, alors que les médicaments pris par ingestion n'arrivent pas au poumon, ce qui explique pourquoi la médecine traditionnelle était impuissante contre la phtisie.

Nous apprenons qu'à partir d'aujourd'hui, des religieuses seront attachées à l'Institut de Bruxelles pour donner, avec le concours des médecins, tous les soins aux dames malades.

Extrait d'un article du journal Le Soir, *numéro du 13 juin 1902 :*

Combien de lecteurs savent-ils qu'il existe à Bruxelles un établissement où l'on guérit les poitrinaires? Nous ne disons pas où l'on soigne, mais nous disons un Institut Crôtte, où l'on guérit la tuberculose dans la proportion de 70 à 80 pour cent, au premier, au second, voire même au troisième degré.

Il s'agit là d'un des événements les plus considérables qu'ait jamais eu à enregistrer l'histoire de l'humanité souffrante, puisqu'aucun ravage, comme fléau, ne peut être comparable à la tuberculose meurtrière, laquelle, comme on sait, pour la Belgique seulement, endosse la responsabilité du tiers de la mortalité totale.

Aussi, pensons-nous faire œuvre utile en apportant notre concours à la vulgarisation de cette œuvre si impérieusement humanitaire, pour que tous ceux que la chose intéresse ne pêchent plus par ignorance.

Le Journal, *dans son numéro du 25 juin 1902, après avoir signalé les heureux résultats obtenus par la méthode Crôtte, termine son article ainsi :*

Devant ces preuves si convaincantes, devant une découverte aussi immense, quelle sera la récompense à décerner à l'homme qui sauve ainsi des milliers d'existences? On a parlé de prix : des citoyens généreux ont offert, dans tous les pays, des sommes considérables à l'inventeur du remède contre la tuberculose. Le moment nous semble arrivé de récompenser, comme elle le mérite, l'œuvre de M. Francisque Crôtte.

Signé : G. Barbier.

Extrait d'un article du journal belge, La Meuse, *numéro du 13 juillet 1902.*

Depuis le 15 février, jour de l'ouverture de l'Institut de Bruxelles, parmi les nombreux malades qui s'y sont fait traiter, nous avons pu constater une liste de guéris et de patients en voie de guérison, suffisamment longue pour élever la voix et le faire connaître, non seulement aux parents, aux amis de ceux qui souffrent et qui, pauvres ou riches, vont, sans espoir possible, encombrer les hôpitaux et les sanatoria, mais encore aux pouvoirs publics, dont le souci, le devoir est de se préoccuper des malheureux voués, sans merci, au triste sort qui les attend.

Il nous a été donné d'apprécier la puissance curative de la méthode Crôtte, dont le mode de traitement s'est manifestement établi par les guérisons et les améliorations constatées en l'Institut du boulevard Waterloo, à Bruxelles.

Extrait d'un article du journal Le Voltaire, *nº du 24 juillet 1902.*

Prévenir l'extension de la tuberculose n'est pas tout. Ce qu'il faut, c'est donner aux médecins le moyen de la guérir quand elle est déclarée et, aujourd'hui, il faut bien le reconnaître, l'Assistance publique n'a rien fait pour le traitement des tuberculeux dans les hôpitaux qui, mélangés aux autres malades, sont pour leurs voisins des causes d'infection constante et qui, dans l'état de nos hôpitaux, sont dans l'impossibilité absolue d'y être soignés et d'y être guéris.

Eh ! bien, ce que l'Assistance publique est actuellement impuissante à réaliser, je veux dire le soin et la guérison de la tuberculose, un homme seul l'a fait en plein Paris, à ses propres frais : c'est Francisque Crôtte qui a découvert le moyen de guérir la tuberculose et qui a fondé à Paris, un Institut où des médecins spéciaux soignent par jour des centaines de malades avec les résultats suivants :

100 p. 100 des malades au	1er	degré.
70 p. 100 »	2e	»
30 p. 100 »	3e	»

L'Assistance publique le sait bien, car tous les jours, les bureaux de bienfaisance envoient à l'Institut des malades indigents pour y être traités.

Extrait d'un article du journal Le Figaro, *nº du 4 septembre 1902.*

Le remède de la tuberculose est définitivement trouvé, et les preuves sont faites. C'est l'événement le plus important qu'aura à enregistrer l'histoire de l'humanité souffrante.

Il se confirme, en effet, que Francisque Crôtte a trouvé le moyen de guérir scientifiquement la tuberculose, en se servant de l'électricité statique à haute tension.

Signé : Dr Dagincourt.

Nous terminerons en donnant le tableau des résultats acquis à l'Institut de Lyon sur les malades en traitement pendant les mois de février, mars et avril 1903.

Sur 267 malades, nous en avons reconnu :

56 atteints	au 1er degré.	
95	—	2me —
116	—	3me —

Actuellement, nous pouvons les répartir ainsi :

1° Guéris :	1er degré	26		
	2me —	29		
	3me —	12	67	guéris.
2° Améliorés :	1er degré	22		
	2me —	51		
	3me —	48	121	améliorés.
3° Stationnaires :	1er degré	8		
	2me —	15		
	3me —	39	62	stationnaires.
4e Morts :	1er degré	0		
	2me —	0		
	3me —	17	17	morts.

Un grand nombre de ceux que nous classons actuellement comme *améliorés* suivent encore le traitement et devront être bientôt inscrits parmi les guéris.

Dans les *stationnaires* sont compris les malades ayant cessé le traitement avant d'avoir pu obtenir un résultat sensible.

Nous ferons simplement remarquer la forte proportion des malades que nous avons reçus atteints aux deuxième et troisième degrés en comparaison de celle des malades atteints au premier degré et chez qui, cependant, nous avons obtenu de bons résultats.

Disons aussi en passant que tous ces malades sont venus trois fois par semaine à l'Institut, régulièrement, à partir du mois de février, qu'ils ont donc subi de fréquentes périodes de mauvais temps et qu'un grand nombre étaient astreints à un travail journalier et vivaient dans des conditions d'hygiène déplorables.

En groupant ensemble les malades atteints de neurasthénie, rhumatismes, névralgies, maladies nerveuses diverses, etc., nous avons obtenu sur 132 malades :

Guérisons.	64
Améliorations.	42
Etat stationnaire	26
Morts	0

et nous pouvons faire pour cette seconde catégorie

les mêmes observations que pour les malades atteints de bronchite chronique ou de tuberculose.

Puissions-nous en avoir dit assez et avoir mis en ces lignes assez de foi communicative pour inspirer le désir d'en savoir plus long à tous ceux que touche, de près ou de loin, l'irritante et douloureuse question de la tuberculose.

41.374. — Lyon. Imp. du *Salut Public*, rue Molière, 71.

www.ingramcontent.com/pod-product-compliance
Ingram Content Group UK Ltd.
Pitfield, Milton Keynes, MK11 3LW, UK
UKHW020421220726
13923UKWH00005B/2092

9 782329 016771